AF336899

RÉFLEXIONS

LA MALADIE, LE TRAITEMENT ET LA MORT

DU

GÉNÉRAL DUVIVIER.

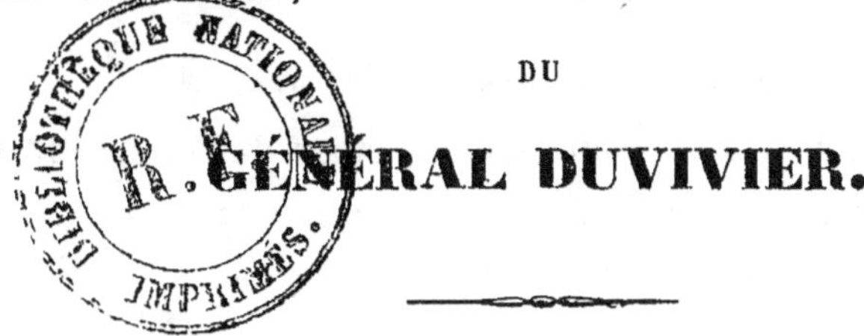

Les terribles journées de juin ont été fatales à l'humanité. La France a essuyé des pertes cruelles, le plus pur sang de ses fils a coulé; elle porte aujourd'hui le deuil de six de ses plus braves généraux.

Entre tant de héros regrettés, le général Duvivier est un des plus regrettés; car son nom était devenu populaire, comme sa probité était proverbiale.

Frappé de deux blessures dans la journée du 25 juin, il a succombé le 8 juillet. Son courage inaltérable ne l'a pas abandonné un seul instant. La première balle qui l'a touché à la jambe droite n'avait point pénétré dans les chairs; et, malgré la gravité de la contusion, le général ne parla même pas de cette blessure dont bien d'autres se seraient contentés.

Le pied gauche fut bien autrement maltraité. La balle, après avoir déchiré le pantalon, pénétra entre les os du métatarse, à une profondeur de deux centimètres, sans entamer le cuir de la botte qui céda comme un gant à la pression du projectile et ne conserva presque aucune trace de ce violent effort. La chaussette a été coupée, et l'astragale très légèrement atteint.

Le général, ayant été transporté à l'Hôtel-de-Ville, reçut les premiers secours d'un jeune docteur du Val-de-Grâce, M. Malapert, qui, conformément à la pratique de M. Baudens, son chef, appliqua sur la plaie de la charpie recouverte de glace.

Ce réfrigérant calma les premières douleurs, et, après deux jours de ce traitement, le général, sans éprouver de trop vives angoisses, ne pouvait toutefois se livrer au sommeil qu'il implorait en vain.

La nouvelle du malheur arrivé au général Duvivier se répandit rapidement; mais la difficulté pour arriver jusqu'à lui était grande. Néanmoins, comme j'avais déjà réussi, à force de démarches, à faire remettre des flacons de l'Eau hémostatique dont je suis l'inventeur sur tous les points de Paris où se trouvaient des blessés, je parvins encore à diriger des secours jusqu'auprès de l'illustre malade.

Bien que l'efficacité de ce topique, en pareil cas, et en général dans le pansement de toutes sortes de blessures, soit depuis longtemps mise hors de doute par un nombre considérable et authentique d'expériences incontestables et suffisamment connues du corps médico-chirurgical, on est convenu de repousser *partout et toujours l'intervention* OSTENSIBLE de

ce médicament, qui a le tort impardonnable d'opérer *des gué-
risons trop rapides*. Mais les docteurs les plus rigides ne se
font pas scrupule de violer de temps à autre cette loi de
bannissement, dans des circonstances où la stérilité des efforts
de la science, manifestée par le dépérissement rapide des
malades, leur fait sentir le besoin d'appeler à leur aide les
secours les moins orthodoxes et les plus illégaux.

C'est en considération de ces singuliers principes que l'offre
de mon assistance ne fut pas accueillie.

Cependant le général, qui connaissait depuis longtemps
les propriétés de l'Eau en question, et qui, dans le temps où
il se disposait à prendre le commandement de l'expédition
manquée contre Madagascar, avait exigé du ministre de la
guerre l'achat d'un approvisionnement considérable d'*Eau
Brocchieri,* malgré la vive opposition du conseil de santé des
armées, reçut cet envoi avec plaisir et reconnaissance ; il me
fit adresser des paroles de remerciement, et il proposa l'emploi de mon remède.

On ne saurait blâmer le refus de M. Malapert, qui, tout
nouveau dans la carrière, crut faire acte de prudence en écar-
tant un médicament dont le mode d'action ne lui était pas
connu, pour suivre une méthode tant préconisée par le chirurgien en chef du Val-de-Grâce. En conséquence, le traitement par la glace fut continué.

Mais, le lendemain de l'accident, un autre chirurgien de
l'armée, M. Chambelland, qui avait servi autrefois en
Afrique sous les ordres du général, et, depuis, entretenu

des relations d'intime amitié avec lui, se présenta près du malade qui, lui ayant expliqué quel était le genre de sa blessure et du traitement suivi, lui parla de l'envoi fait par moi, et le consulta sur son opinion à ce sujet. M. Chambelland a eu plus d'une occasion d'apprécier l'utilité et les résultats toujours certains et efficaces de l'Eau Brocchieri; il engagea donc le général à persister dans sa première intention d'employer ce mode de traitement; et il fut convenu que le malade, après son transport dans son domicile, se mettrait exclusivement à l'usage externe et interne de cette Eau.

La satisfaction du général fut alors complète, et son espoir dans le succès du nouveau traitement l'engagea à hâter son départ de l'Hôtel-de-Ville. Une fièvre assez intense s'était manifestée peu de temps après la blessure et ne l'avait pas quitté. Elle céda promptement à l'emploi de l'Eau qui fut administrée en boisson et appliquée sur la blessure au moyen de compresses et de charpie.

Le courage du général lui inspira une confiance funeste. Au lieu de se faire porter jusque dans son lit sur un brancard ou sur une chaise, il voulut gravir son escalier jusqu'au quatrième étage, seulement soutenu par deux personnes, et il s'appuya sur le talon du pied blessé, en sorte que, le lendemain de son arrivée chez lui, il survint un engorgement des plus développés avec accompagnement d'inflammation et de douleurs insupportables, dues à la tension et à la pression excessives des tissus. Après une nuit de tortures, le général demandait un soulagement immédiat quelconque, et malgré sa répugnance bien connue pour toute espèce de mutilation, la vivacité des douleurs qu'il ressentait l'eût déterminé à permettre l'amputation du membre, si on la lui eût proposée comme l'unique moyen de calmer ses souffrances.

M. Malapert, qui avait continué, conjointement avec M. Chambelland, à donner au général les soins les plus empressés, conduisit près du malade M. le chirurgien en chef du Val-de-Grâce, Baudens. Celui-ci jugea indispensable de débrider la plaie, opération qui eut lieu après avoir soumis le général à l'influence du chloroforme.

Comme alors on put pénétrer plus avant dans la blessure, il fut aisé de s'assurer qu'un des os du tarse avait été plutôt meurtri que fracturé, car l'esquille, retirée avec quelques caillots de sang, était plus sensible au toucher que visible à l'œil.

M. Baudens engagea le général à se faire transporter au Val-de-Grâce, et prescrivit la continuation du traitement à la glace. Néanmoins l'Eau Brocchieri fut toujours administrée, et l'état du général parut à M. Chambelland et au malade lui-même tellement satisfaisant, que, renonçant à l'idée de se faire transférer au Val-de-Grâce, il resta dans son appartement.

Dans une seconde visite, les insistances de M. Baudens furent plus vives que la veille, et le général, cédant aux sollicitations, promit de nouveau qu'il irait au Val-de-Grâce. Mais, dans la crainte de voir supprimer l'Eau Brocchieri dont il se trouvait si bien, il changea encore de résolution, et les infirmiers venus pour le chercher, s'en retournèrent seuls. Alors, quelques représentants s'étant joints à M. le chirurgien en chef du Val-de-Grâce, le général, pressé cette fois par M. Chambelland lui-même, se décida. On le conduisit, par une pluie battante, à l'hôpital militaire, où il arriva sur les neuf heures du soir.

Cette translation du général fut de sa part un véritable sacrifice, et l'événement n'a que trop justifié ses prévoyantes appréhensions.

Le bien-être que lui avait procuré l'usage de l'Eau Brocchieri, et qui s'était manifesté par un grand repos d'esprit, tel qu'il avait prié M. Chambelland de lui faire des lectures qu'il écoutait avec plaisir, et auxquelles il souriait gaiement, fit bientôt place à une fièvre dont l'intensité fut rapide. L'abattement des forces survint promptement, et le délire, provoqué et entretenu par une diète rigoureuse et prolongée, acheva de mettre les jours du général dans un péril imminent.

Effrayé de ces progrès sinistres, M. Chambelland proposa de substituer de nouveau l'emploi de l'Eau Brocchieri à celui de la glace qui avait été repris et poursuivi sans trêve et sans pitié depuis l'arrivée du général à l'hôpital militaire.

Mais la fatalité s'était attachée à cet illustre malade, et une si cruelle perte devait apparemment être encore infligée à la France ; car la proposition qui pouvait peut-être sauver la vie du général resta sans crédit, et la glace continua ses ravages. La congestion cérébrale envahit tout l'organe : la raison du général s'égara tout à fait, et, dans la matinée du 7 juillet, il était déjà trop tard pour réparer le mal.

Toutefois, M. Chambelland, inspiré sans doute par son dévouement au général, ne se rebuta point, et il écrivit à M. Baudens la lettre que voici :

A Monsieur le docteur Baudens, chirurgien en chef du Val-de-Grâce.

Paris, 7 juillet 1848.

« Monsieur,

« Je vous ai proposé, hier au soir, l'emploi de l'Eau Brocchieri dont le général Duvivier avait déjà fait usage avant son entrée au Val-de-Grâce, et dont il s'était bien trouvé; mais vous n'avez pas jugé prudent de vous servir d'un médicament dont la formule ne vous est pas connue.

« Voici, sur les propriétés de cette Eau, un mémoire que l'auteur a adressé à l'Institut, et qui contient des faits très remarquables, que vous ne lirez sûrement pas sans intérêt. J'ai vu les résultats d'une partie des travaux mentionnés dans cet écrit, et j'ai eu occasion de constater, dans plusieurs cas graves et tout récemment encore, les bons effets obtenus par l'emploi de cette Eau dont j'avais entendu citer des merveilles que je révoquais en doute; mais il ne m'a pas été possible de nier l'évidence, et, malgré la défiance que doivent inspirer les remèdes secrets en général, quand un nombre considérable d'expériences a démontré l'innocuité d'abord, et ensuite l'efficacité de quelques-uns d'entre eux, n'est-il pas permis d'y avoir recours en toute sûreté de conscience?

« Beaucoup de médecins de Paris même, et des plus célèbres, conseillent *clandestinement* l'emploi de l'Eau Brocchieri, et je connais plusieurs cas de guérison obtenus de la sorte, *in extremis*, et lorsque la science, à bout de toutes ses ressources, désespérait d'elle-même. D'ailleurs, ne peut-on pas soutenir, avec assez de logique, que tous les médicaments sont des remèdes secrets, en ce sens que leur mode d'action est ignoré et par conséquent secret? Comment et pourquoi le sulfate de quinine guérit-il les maladies intermittentes? Le plus savant ne saurait le dire. Seulement, des millions d'expériences ont constaté cette propriété, et, dès lors, il est raisonnable de prescrire un remède qui a tant de fois répondu aux espérances du médecin. Combien de fois aussi n'a-t-il pas échoué? Impossible d'indiquer pour quelle cause il guérit les uns et non pas les autres.

« Il en est de même pour le mercure, l'iode, la vaccine et tous les remèdes sans exception.

« Au surplus, la vie du général ne saurait être en de plus habiles mains, et vous la sauverez certainement si elle peut l'être. »

On avait inutilement sollicité la personne chargée de veiller auprès du général pour l'engager à lui administrer l'Eau Brocchieri. Elle n'osa point prendre sur elle une pareille responsabilité, et, malgré les symptômes funestes et bien significatifs qu'éprouvait à vue d'œil la santé du malade, cette personne, toute dévouée qu'elle était, persista dans son refus, à moins que M. Baudens, qui était le docteur traitant, n'autorisât cette prescription.

A coup sûr, il est bien difficile de démontrer qu'un malade qui a succombé à un traitement aurait été infailliblement sauvé par un autre. Toutefois, on peut, sans trop de témérité, fournir à l'appui d'une pareille thèse des arguments plus ou moins propres à inspirer la conviction, et si des exemples analogues au cas dans lequel le général Duvivier a si malheureusement terminé sa courte et noble carrière, ont été toujours suivis de succès par la méthode que M. le chirurgien du Val-de-Grâce a repoussée, n'est-on pas un peu autorisé à en conclure que le même heureux événement aurait pu avoir lieu également en cette circonstance?

Je ne veux pas exprimer ici mes sentiments personnels, car je suis trop intéressé dans la question. C'est en citant des faits, des faits irrécusables, que j'essaierai de faire jaillir ici la lumière, et je réclame ensuite la décision impartiale et mûrie de tous les lecteurs de bonne foi. En tous cas, quels qu'eussent pu être les résultats du traitement que je proposais d'appliquer au général, l'issue n'eût été ni plus prompte ni plus fatale que celle dont l'emploi aveugle et obstiné de la glace a été couronné. Mais, arrivons aux faits, et choisissons, entre mille et avant tous, celui dont l'exemple condamne tout d'abord le refus de M. le docteur Baudens, puisqu'ayant en personne, et dans sa propre pratique, éprouvé et proclamé les propriétés avantageuses de l'Eau Brocchieri, la réprobation dont il l'a frappée en cette dernière occasion est aussi inexplicable que fâcheuse.

Lettre de M. Villemain, sous-intendant militaire, chargé (alors) du service des hôpitaux de Paris.

Paris, 16 août 1844.

« Monsieur,

« M. le docteur Baudens, chirurgien en chef de l'hôpital militaire du Val-de-Grâce, vient de me faire connaître, par lettre de ce jour, que l'emploi de l'Eau Brocchieri pour le traitement d'une plaie ulcéreuse, rebelle à tous les traitements, et dont se trouve atteint un officier, malade au Val-de-Grâce, a produit des effets satisfaisants.

« En conséquence, et par suite à une lettre du 7 de ce mois, je vous invite à vouloir bien mettre de nouveau vingt-cinq flacons d'Eau Brocchieri à la disposition de M. Baudens.

« Recevez, etc.

Le sous-intendant militaire,

« *Signé :* VILLEMAIN. »

Voici maintenant deux exemples assez remarquables que je soumets humblement à l'appréciation de M. le docteur Baudens, et que je pourrais, au besoin, assister de beaucoup d'autres.

Un domestique de M. l'amiral de Lassus fut atteint à la jambe d'un petit bouton qui, s'irritant peu à peu, dégénéra enfin en une sorte de plaie cancéreuse, dont l'étendue et la profondeur devinrent énormes. Une grande partie du membre en fut envahie. Les tissus étaient largement offensés ; une démangeaison insupportable privait le malade du sommeil, un écoulement fétide et de mauvaise nature épuisait les forces du sujet, auquel M. de Foulvoix, chirurgien en chef de la marine, avait prodigué des soins inutiles ; et l'amputation du membre fut enfin proposée comme seul moyen de salut.

Avant de se résigner, le malade, qui avait entendu parler de l'Eau Brocchieri, se présenta à moi, et, après vingt-huit jours de traitement par l'Eau, à la dose d'un demi-flacon trois fois le jour, tous les accidents avaient cessé, il ne restait plus qu'une petite plaque, à peine rouge, de la largeur d'une pièce de cinquante centimes.

Le malade ayant suspendu le traitement qui lui avait si bien réussi pour celui dont il avait tant à se plaindre, les accidents reparurent avec une intensité plus violente que dans l'origine, et, cette fois, l'amputation fut déclarée chose urgente.

Mais les bons effets de l'Eau Brocchieri opérèrent un nouveau miracle, et le valet de l'amiral n'employa que trente-deux jours de soins pour obtenir une guérison complète, au grand étonnement de M. le docteur de Foulvoix, qui n'en pouvait croire ses yeux, lorsqu'il vit, longtemps après, son client, qu'il croyait amputé, se promener, d'un pas ferme et solide, sur ses deux jambes patrimoniales.

L'autre exemple est tout récent. Une jeune dame, arrivant de Naples, le mois dernier, fut heurtée, dans la cour des messageries, par un camion lourdement chargé. La jambe droite fut pressée entre le mur et la voiture avec une telle violence, que le genou fut immédiatement saisi d'un engorgement qui en doubla le volume, la rotule était déplacée et refoulée très loin vers la partie inférieure ; de larges ecchymoses occupaient tout le tour de l'articulation, la cuisse était aussi tuméfiée dans toute son étendue, et la secousse avait été si forte et si douloureuse, qu'il fallut relever la dame blessée qui avait perdu connaissance, et la transporter, avec de grandes précautions, à l'hôtel Ventadour, où elle habitait.

Le chirurgien appelé jugea le cas très grave. Le gonflement considérable des parties l'empêcha de reconnaître si la fracture qu'il soupçonnait existait réellement. Des cataplasmes furent prescrits, et les désordres paraissaient sérieux au point que le docteur laissa comprendre qu'il serait peut-être nécessaire de procéder à quelque cruelle opération. Cette effrayante perspective découragea la jeune femme, elle proposa à son docteur l'emploi plus doux de l'Eau de son compatriote. Cette proposition fut rejetée avec indignation, et le chirurgien déclara la malade perdue si elle avait recours au topique napolitain.

Voici pourtant quel fut l'effet du médicament accueilli avec tant de dédain, qui fut immédiatement mis à l'épreuve et ensuite exclusivement entretenu sur la blessure, sauf l'application préalable de quinze sangsues. La fièvre ardente qui s'était d'abord déclarée cessa immédiatement et ne reparut plus. Dès le surlendemain, l'engorgement diminuait, les douleurs furent calmées très promptement; elles étaient nulles après quarante-huit heures, et quinze jours suffirent pour rétablir l'articulation dans son état normal, sans autre ressource que des compresses imbibées d'Eau Brocchieri dont le membre a été incessamment enveloppé. La malade se promène depuis longtemps sans gêne et sans souffrance, la rotule a repris sa position naturelle et les traces de ce grave accident ont tout à fait disparu.

Quelle est la nature des réflexions que doit faire naître dans l'esprit des hommes sérieux et impartiaux la lecture des faits précités ?

La réponse à cette question est claire et forcée.

C'est que le traitement appliqué au général n'a pas été apparemment celui qui convenait au salut du malade, puisqu'il y a succombé.

En effet, l'application prolongée de la glace sur les membres blessés, qui produit quelquefois et dans les premiers moments surtout des résultats avantageux, a l'inconvénient, lorsque l'on en continue trop longtemps l'usage, de déterminer des accidents cérébraux très graves, et de produire très souvent la mortification des tissus lésés, à la suite de quoi l'amputation devient inévitable. Si l'on ajoute à cette première imprudence la prescription d'une diète rigoureuse, les accidents cérébraux s'exaspèrent, et l'affaiblissement excessif du malade l'entraîne rapidement au tombeau. Voilà ce qui a eu lieu en cette occasion.

C'est donc sur des conjectures solides qu'est fondée en moi l'intime conviction que la maladie eût suivi une marche toute contraire, si l'on eût substitué à la glace et à la diète l'usage externe et interne de l'Eau Brocchieri, qui prévient toujours, en pareil cas, le développement de la fièvre, qui calme promptement les vives douleurs, qui rend aux parties blessées leur élasticité, et qui, combattant avec un succès fidèle l'inflammation la plus prononcée, n'a jamais laissé la gangrène envahir la plaie d'aucun des blessés qui s'en sont servis.

Si l'on pensait que le désir de faire peser sur M. le chirurgien en chef du Val-de-Grâce une responsabilité malveillante est le dessein qui m'a fait prendre la plume pour tracer cette notice, on se tromperait tout à fait sur la portée de mes intentions, et je m'empresse de déclarer sincèrement que personne plus que moi ne rend justice au mérite reconnu et incontesté de l'habile opérateur. Mais je ne puis m'empêcher de déplorer la funeste détermination de M. le docteur Baudens, quel qu'en soit le motif, et je suis persuadé que lui-même éprouve aujourd'hui le regret de n'avoir pas renouvelé l'essai d'un moyen dont il avait jadis éprouvé l'efficacité, et pour lequel il n'ignorait pas l'heureuse sympathie du général.

Espérons dès lors que cette douloureuse expérience ne sera pas sans résultat pour l'avenir, et qu'éclairés par les sages réflexions que je viens de soumettre à l'impartialité du public,

messieurs les officiers de santé des armées reconnaîtront aussi
la nécessité de constater par des épreuves consciencieuses et
intelligentes si je me suis écarté de l'exacte vérité, en avan-
çant qu'indépendamment des propriétés ci-dessus énoncées,
l'Eau hémostatique est en outre douée, à un degré éminent,
d'une précieuse qualité, qui consiste à arrêter toute espèce
d'hémorragie, à tel point que, dans les ruptures de vaisseaux
et en cas d'amputation, il est inutile, par son emploi, de
recourir soit à la ligature, soit à la torsion des artères ou des
veines, l'application de compresses imbibées de cette eau
produisant, dans un très court délai, un nouveau tissu de la
même nature et aussi solide que celui du vaisseau entamé,
expériences répétées avec un bonheur infaillible dans les
ambulances des armées italiennes.

P. BROCCHIERI, Napolitain,

23, rue Louis-le-Grand.

Paris, le 19 juillet 1848.

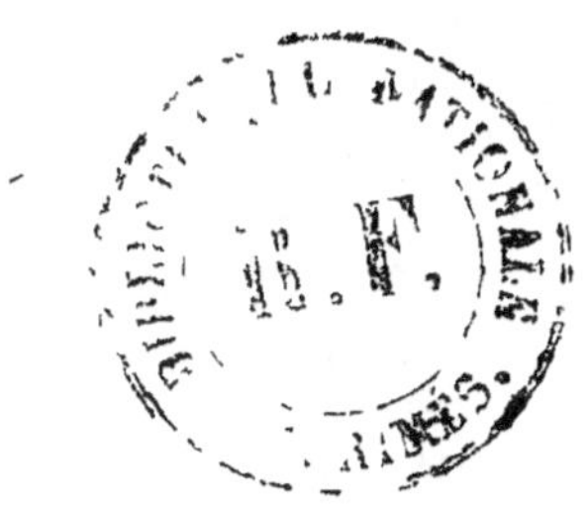